Hannelore Schuster · Vorsorgeuntersuchungen bei Säuglingen und Kleinkindern

HANNELORE SCHUSTER

Vorsorgeuntersuchungen bei Säuglingen und Kleinkindern

mit 5 Tabellen und 32 Abbildungen

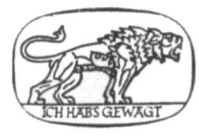

J. F. LEHMANNS VERLAG MÜNCHEN

Dieser Band erschien bereits in den „Monatskursen für die ärztliche Fortbildung" bei der Verlagsgesellschaft Otto Spatz, München, Heft 3/1974

Die klinischen Abbildungen entstammen dem Archiv der Universitäts-Kinderklinik Erlangen.

ISBN-13: 978-3-540-79792-0   e-ISBN-13: 978-3-642-95872-4
DOI: 10.1007/ 978-3-642-95872-4
© J. F. Lehmanns Verlag München 1975

Alle Rechte vorbehalten
Herstellung: Buchdruckerei Universal, München 5

Inhaltsverzeichnis

Einführung 7
U 1. Neugeborenen-Erstuntersuchung 8
U 2. Neugeborenen-Basisuntersuchung 11
U 3. Untersuchung in der 4. (spätestens 6.) Lebenswoche 25
U 4. Untersuchung im 4.–6. Lebensmonat 27
U 5. Untersuchung im 9.–12. Lebensmonat 33
U 6. Untersuchung im 21.–24. Lebensmonat 34
U 7. Untersuchung im 4. Lebensjahr 35
Anhang: Kennziffern 38
Anhang: Impfplan 39
Literatur 40

Seit dem 1. Juli 1971 wurden Vorsorgeuntersuchungen für Kinder bis zum vollendeten 4. Lebensjahr eingeführt, die der Früherkennung jener Krankheiten dienen sollen, die eine normale körperliche und geistige Entwicklung des Kindes beeinträchtigen. Diese Früherkennungsmaßnahmen bei Kindern umfassen zur Zeit insgesamt 7 Untersuchungen, die in bestimmten Zeiträumen vorgenommen werden sollen:

1. Neugeborenen-Erstuntersuchung, unmittelbar nach der Geburt
2. Neugeborenen-Basisuntersuchung vom 5.—10. Lebenstag
3. Untersuchung in der 4.—6. Lebenswoche
4. Untersuchung im 4.—6. Lebensmonat
5. Untersuchung im 9.—12. Lebensmonat
6. Untersuchung im 21.—24. Lebensmonat
7. Untersuchung im 4. Lebensjahr

Da alle Untersuchungen im Kindesalter die Beachtung physiologischer und psychologischer Eigenheiten in den verschiedenen kindlichen Entwicklungsstufen erfordern, ist es notwendig, die wichtigsten Entwicklungsdaten, die in der folgenden Übersicht zusammengestellt sind, zu kennen (Tabelle 1).

Tabelle 1: *Entwicklung des Kindes*

Normalgewicht:	Bei Geburt	3—3,5 kg
	Mit 5 Monaten	verdoppelt
	Mit 1 Jahr	verdreifacht
	Mit 2 Jahren	vervierfacht
	Mit 4 Jahren	16 kg
	Mit 6 Jahren	20 kg
	Mit 10 Jahren	30 kg

Von *Frühgeborenen* spricht man bei einem Geburtsgewicht unter 2500 g.
Tägliche Zunahme: 1. Quartal *30 g*, 2. Quartal *20 g*, 3. Quartal *15 g*.

	Geburt	1. Jahr	3.—4. Jahr	im 10. Jahr
Normallänge	50 cm	75 cm	100 cm	130 cm
Kopfumfang	34 cm	46 cm	50 cm	52 cm

Fontanelle mit ⁵/₄ Jahren geschlossen

Zahnung — Milchgebiß	Mit 6—8 Monaten	Beginn
	Mit 1 Jahr	8 Schneidezähne
	Mit 2½ Jahren	20 Zähne = vollständiges Milchgebiß
Bleibendes Gebiß	Beginn mit 6 Jahren:	1. Molar
	mit 12 Jahren:	2. Molar — letzter Milchzahn fällt aus
Distale Femurepiphyse	soll bei Geburt angelegt sein.	
Knochenkerne der Hand	8 Handwurzelknochen, Ulna- und Radiussepiphyse Zahl der Kerne: Zahl der Jahre + 1 Daumensesambein bei Pubertätsbeginn	

		Puls	Atmung	RR
Atmung und Kreislauf	Neugeborene	120—130	40—55	80
	Säuglinge	105—115	30—40	80
	Kleinkinder	90—105	25—35	100
	Schulkinder	75—90	20—25	120

Stato-motorische und psychische Entwicklung

Im 2. Monat	Lächeln, hebt Kopf in Bauchlage
Im 3. Monat	Verfolgen mit den Augen
Im 4. Monat	Greifversuch, Kopfkontrolle
Mit 6 Monaten	Sitzen, Greifen mit opponierten Daumen
Mit 9 Monaten	Stehen, Handgeben, sitzt ohne Stütze
Mit 12—15 Monaten	Gehen, erste Worte
Mit 2 Jahren	Erste Sätze, bettrein, läuft ohne hinzufallen, geht ohne Festhalten Treppen rauf und runter
Mit 4 Jahren	Auf einem Bein stehen, Ball fangen und zurückwerfen, spielt mit anderen, kurze Trennung von Mutter möglich.

U 1. Neugeborenen-Erstuntersuchung

Die Neugeborenen-Erstuntersuchung erfolgt unmittelbar nach der Geburt und hat zum Ziel, lebensbedrohliche Zustände sofort zu erkennen und ggf. entsprechende therapeutische Maßnahmen einzuleiten.

Es werden dabei 5 objektive Befunde: Hautkolorit, Atmung, Muskeltonus, Reflexe beim Absaugen und Herzschlag, beurteilt und mit den Noten 0—1—2 belegt.

z. B. Hautkolorit: blau oder weiß	= 0
Stamm rosig, Extremitäten blau	= 1
rosig	= 2

Die Summe der 5 Einzelnoten ergibt den Asphyxie-Index. Das günstigste Ergebnis ist 10 (= 5×2) und bedeutet, daß sich das Kind in keiner akuten Gefahr befindet. Asphyxie-Indices unter 7 gehören zu den Risikofaktoren, unter 4 zeigen sie schwere Beeinträchtigung an und erfordern eingehende weitere Diagnose und Therapie.

Besonders wichtig ist, daß beim Absaugen des Kindes nach der Geburt unbedingt der Magen sondiert werden muß, um eine Ösophagusatresie rechtzeitig zu erkennen. Durch die sofortige Inspektion der Analgegend (Abb. 1) kann eine Analatresie noch vor dem Auftreten einer Ileussymptomatik diagnostiziert werden. Von den orthopädischen Fehlbildungen müssen der Klumpfuß (Abb. 2 a+b) und der angeborene Plattfuß sofort einer Behandlung mit redressierenden Maßnahmen zugeführt werden.

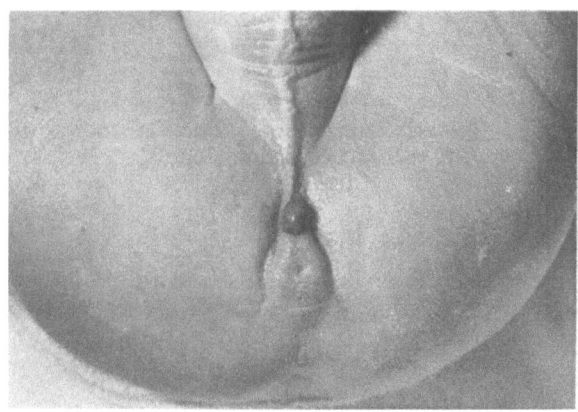

Abb. 1: Analatresie mit kleiner perinealer Fistel bei Neugeborenem

Außerdem soll bei dieser Untersuchung beurteilt werden, ob das Kind reif, frei von äußerlichen Mißbildungen, Ödemen und Gelbsucht ist.

In den meisten Kliniken wird als neues Screening-Verfahren bei jedem Neugeborenen vom ersten Mekonium der „BM-Test Meconium" vorgenommen. Es handelt sich um einen Schnelltest zur Erkennung der Mukoviszidose, bei dem erhöhter Albumingehalt im Mekonium nachweisbar ist.

Bis zur weiteren Untersuchung sollte auf einen zunehmenden Ikterus geachtet werden. Eine Gelbsucht, die sich innerhalb der ersten 24 Stunden entwickelt, ist immer pathologisch.

Diese erste Untersuchung wird in der Regel von Geburtshelfern oder Hebammen in der Klinik vorgenommen; sie liefert auch für die nachfolgenden Untersucher wichtige Hinweise.

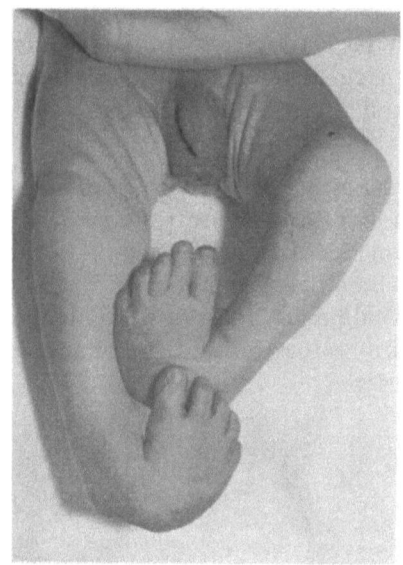
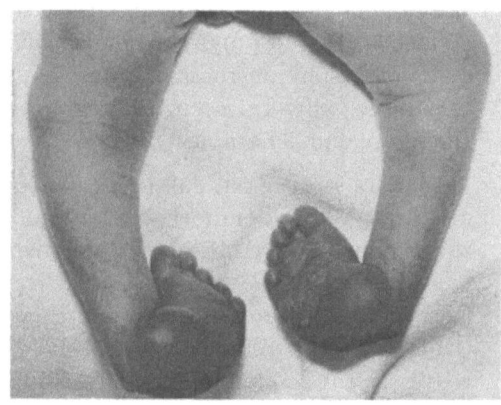

Abb. 2 b: Ansicht von dorsal

Abb. 2 a: Klumpfuß bei Neugeborenem. Supinationshaltung, f Adduktion des Vorderfußes und Fersenhochstand

Kinder mit Risikofaktoren in der Schwangerschaft und Perinatalperiode zeigen statistisch signifikant eine erhöhte Gefahr für ihre zentralnervöse bzw. statomotorische Entwicklung. Zu diesen Risikofaktoren gehören die in der Tabelle 2 aufgeführten Störungen.

Tabelle 2: *Verzeichnis der Risikofaktoren* (modifiziert und gekürzt nach *Joppich* u. *Schulte*)

I. *Pathologischer Schwangerschaftsverlauf*
1. Sehr junge oder alte Mütter
2. Infektionskrankheiten während der Schwangerschaft
3. andere Krankheiten der Mutter (z. B. Diabetes, Hyperthyreose, Nephropathien, kardiopulmonale Insuffizienz)
4. Blutgruppenunverträglichkeit
5. Blutungen während der Schwangerschaft
6. Hydramnion
7. Mehrlingsschwangerschaft
8. abnorm kurze (unter 37 Wochen) und abnorm lange (über 42 Wochen) Schwangerschaft
9. intrauterine Mangelernährung und Plazentainsuffizienz

II. *Störungen unter der Geburt*
1. Mangelhafte Geburtsleitung; unsachgemäße Anästnesie
2. Plazenta- und Nabelschnuranomalien

3. abnorme Wehentätigkeit
4. Verengung des Geburtskanals, insbesondere des Beckens
5. Lageanomalien
6. instrumentelle und operative Entbindungen
7. Mehrlingsgeburt

III. *Neugeborenenperiode*
1. Asphyxie, > 2 min Dauer bis zum ersten Atemzug oder mehr als 10 min Dauer bis zur normalen Atemtätigkeit und niedriger Apgarnoten (< 7)
2. Icterus gravis, Hypoglykämie, Krämpfe
3. ernsthafte Erkrankungen oder Infektionen in der Neugeborenenperiode, insbesondere Meningoenzephalitiden.

U 2. Neugeborenen-Basisuntersuchung

Die Neugeborenen-Basisuntersuchung zwischen dem 5. und 10. Lebenstag wird in der Regel in der Klinik durchgeführt. Jeder niedergelassene Arzt kann aber dazu herangezogen werden.

Der Hinweis auf BCG-Impfung und Rachitisprophylaxe (am günstigsten kontinuierliche Prophylaxe mit 500—1000 I.E. D_3 täglich) soll an diese beiden Maßnahmen erinnern, sie gehören eigentlich nicht zum Vorsorgeprogramm.

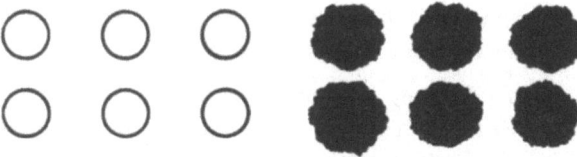

Abb. 3: Testkarte zur Durchführung des Guthrie-Testes. Die Kreise müssen mit Fersenblut vollständig durchtränkt sein

Der Guthrie-Test (Abb. 3) auf Phenylketonurie muß ab dem 5. Lebenstag als Früherkennungsmaßnahme veranlaßt werden: Eine Filtertestkarte wird mit dem Fersenblut des Neugeborenen getränkt und anschließend an eine zentrale Untersuchungsstelle geschickt. Die dazu notwendigen Filtertestkarten werden von den damit beauftragten Untersuchungsanstalten kostenlos geliefert und kostenlos ausgewertet. Nur positive Befunde werden mitgeteilt. Blutproben vor dem 4. Lebenstag sind diagnostisch nicht zu verwerten, da der Phenylalanin-Blutspiegel des Phenylketonurie-Kranken bei der Geburt noch normal ist und erst nach 3 Tagen signifikant höher liegt als beim gesunden Neugeborenen. Der Nachweis der vermehrten Ausscheidung von Phenylbrenztraubensäure im Urin mit der einfachen $FeCl_3$-Probe (= Windeltest beim Neugeborenen) ist zur Frühdiagnose nicht geeignet. Die Probe wird erst bei 10—15fach erhöhtem Phenylalanin-Blutspiegel positiv, also erst 6 Wochen nach der Geburt und später.

Allgemeine Untersuchung

Die Untersuchung dient dem Ziel, durch umfassende Befunderhebung angeborene Fehlbildungen, Geburtsschäden und lebensbedrohliche Erkrankungen frühzeitig zu erkennen. Der Zeitpunkt nach dem 4. Tag scheint günstig gewählt, denn die postnatale Adaptation in den ersten Lebenstagen beeinträchtigt die Standardisierung der Untersuchung.

Es erfolgt zunächst die allgemein-pädiatrische Untersuchung mit Beurteilung des Allgemeinzustandes. Hierbei sollte insbesondere auf makrosome oder dysmature Kinder geachtet werden, die wie Frühgeborene als Risikokinder gelten und einer weiteren besonderen Überwachung bedürfen.

Eine Neugeborenenstruma (Abb. 4) kann zu inspiratorischem Stridor und Atemnot führen. Sie ist verursacht durch einen Jodmangel in der Fetalzeit oder Behandlung der Mutter mit Thyreostatika, die zur vermehrten Ausschüttung von thyreotropem Hormon in der Hypophyse des Kindes geführt haben. Die Neugeborenenstruma kann mit Jodgaben oder Schilddrüsenhormon behandelt werden.

Die Auskultation des Herzens soll nicht nur an den klassiscl sondern über dem gesamten Präkordium, dem Hals und Thorax erfolgen. Normalerweise zeigen im Säuglingsalter 1. und 2. Herzton etwa gleiche Lautstärke. Geräusche, die an Querverbindungen im Herzen entstehen, hängen in ihrer Lautstärke von der Differenz der systolischen Drucke im großen und kleinen Kreislauf ab. Diese Differenz ist in den ersten Lebenswochen gering und außerdem beim Schreien und Pressen starken Schwankungen unterworfen, so daß manche Herzgeräusche im frühen Säuglingsalter in ihrer Lautstärke sehr stark wechseln können. Jedes Herzgeräusch, das die 1. Lebenswoche überdauert, legt den Verdacht auf einen angeborenen Herzfehler nahe.

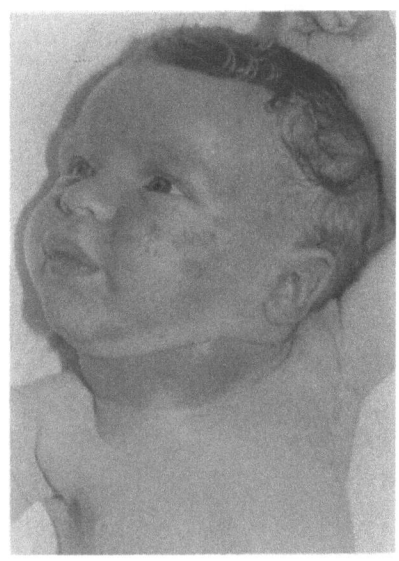

Abb. 4: Struma beim Neugeborenen

Die Auskultation der Lunge ermittelt, ob beide Lungen normal belüftet sind. Bei den besonderen anatomischen Verhältnissen im Säuglingsalter — mit relativ weiten Bronchien bei noch nicht voll entfaltetem Alveolenmantel — entsteht ein als pueriles Atmen bezeichnetes physiologisches Atemgeräusch, das zwischen dem Vesikulär- und dem Bronchialatmen steht.

Bei der Palpation des Abdomen, die nach Möglichkeit am nicht schreienden Kind vorgenommen werden soll, ist zu beachten, daß beim Neugeborenen normalerweise die Leber den Rippenbogen um 1 Querfinger überragt. Eine Milzvergrößerung ist dagegen immer pathologisch, genauso wie eine tastbare Vergrößerung der Nieren.

Wichtig ist die Inspektion des Nabels, wobei auf Nabelinfektionen und Nabelgranulome, auf Nabelhernien und Fehlbildungen (z. B. persistierender Ductus omphaloentericus, Urachus u. a.) zu achten ist.

Bei der Untersuchung der Genitalien ist zu beachten, daß eine Phimose beim Knaben noch physiologisch ist und während des Säuglingsalters keiner Therapie bedarf. Der Descensus testiculorum ist beim reifen Neugeborenen meist vollzogen; besteht ein Hodenhochstand, so sollte der Befund regelmäßig kontrolliert werden. Vor dem 2. Lebensjahr ist auch hier keine Therapie erforderlich.

Fehlbildungen beim Knaben sind Hypospadie und Epispadie (Abb. 5+6), die erst zu einem späteren Zeitpunkt operiert werden können. Eine sofortige

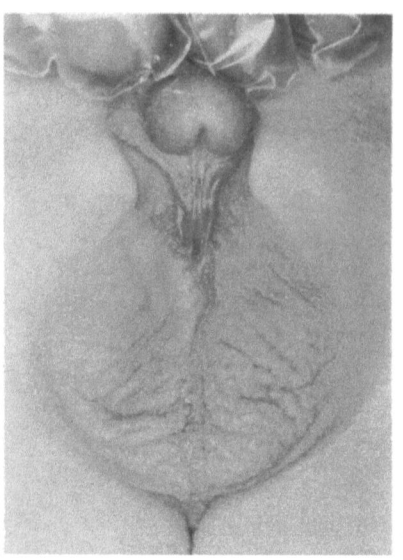
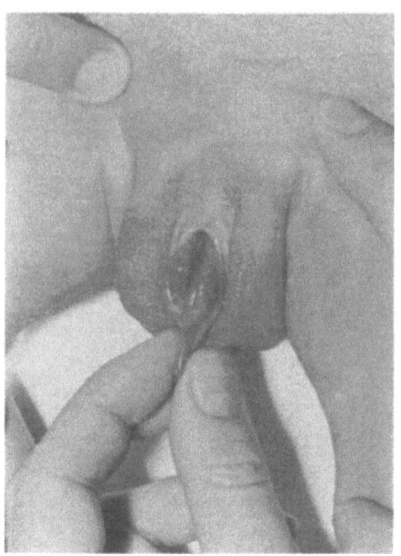

Abb. 5: Hypospadia scrotalis. Harnröhrenöffnung an der Unterfläche des Penis

Abb. 6: Epispadie mit dorsal gespaltener Urethra

chirurgische Intervention erfordert die Hodentorsion (Abb. 7), zumal beim Neugeborenen und jungen Säugling die klinische Symptomatik mit Schmerzen, Erbrechen und peritonitischen Reizerscheinungen fehlen kann.

Beim Mädchen müssen Atresia vulvae und Atresia hymenalis gleich behandelt werden.

Beim adrenogenitalen Syndrom (AGS) kann man beim Buben ein stark pigmentiertes Skrotum und einen auffallend langen Penis finden, bei Mädchen eine Klitorishypertrophie (Abb. 8) bzw. ein intersexuelles Genitale im Sinne eines Pseudohermaphroditismus femininus.

In einem Viertel der Fälle ist das AGS mit einem Salzverlustsyndrom kombiniert. Dieses zeigt sich in Erbrechen ähnlich dem Pylorospasmus, Gewichtsverlust, Dystrophie und Dehydratation. Es handelt sich um einen angeborenen Enzymdefekt in der Cortisol-Synthese (C_{21}-Hydroxylase), so daß Glukokortikoide und oft auch Mineralokortikoide nicht gebildet werden können. ACTH wird durch fehlende Rückkoppelung vermehrt ausgeschüttet und führt zur erhöhten Produktion von Androgenen. Unbehandelt führt die Erkrankung in den ersten Lebenswochen zum Tode. Die Therapie besteht in einer

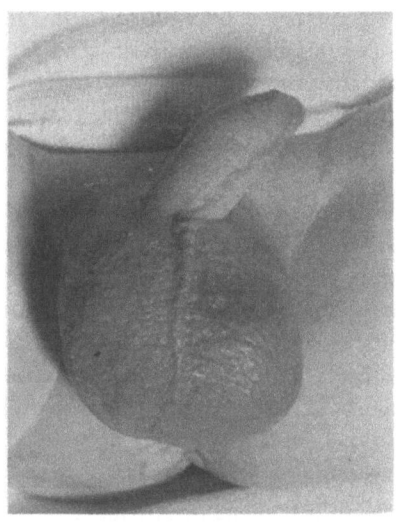 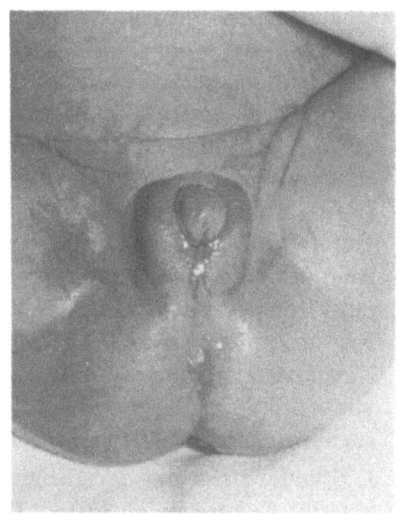

Abb. 7: Hodentorsion. Rötung und Schwellung der linken Scrotalhälfte. Vergrößerung und Schmerzhaftigkeit des Hodens

Abb. 8: Äußeres Genitale bei neugeborenem Mädchen mit adrenogenitalem Syndrom. Klitorishypertrophie, die Labia majora gleichen gespaltenem Skrotum

Substitution von Glukokortikoiden und eines Mineralokortikoids (Hydrocortison und 9α-Fluorcortisol), daneben Gaben von Kochsalz (1–2 g/die).

Ein Leistenbruch kann innerhalb des 1. Lebensjahres spontan ausheilen; bei Einklemmungserscheinungen muß allerdings sofort operiert werden. Hydrozelen sind vorübergehende Befunde bei jungen Säuglingen; sie müssen operiert werden bei Persistenz über 12 Monate oder bei Übergröße.

Mißbildungen des Skeletts werden meist gleich nach der Geburt diagnostiziert. Bei der Untersuchung des Kopfes soll der Kopfumfang (größte fronto-okzipitale Zirkumferenz) bestimmt und Schädelnähte, Fontanellen und Schädelknochen palpiert werden. Am Hals werden Schiefhaltung oder Verkürzung registriert und nach Schlüsselbeinfrakturen gefahndet.

Neben Prüfung der Wirbelsäule auf Deformierungen und der Extremitäten auf Mißbildungen wie Klumpfuß, Hackenfuß, Zehenmißbildungen, ist insbesondere die Untersuchung auf das Bestehen einer Hüftgelenksdysplasie von Bedeutung.

Im Neugeborenenalter ist ein sicheres Kriterium das Aus- und Einrenkphänomen nach *Ortolani:* In maximaler Abduktion und Außenrotation der

Oberschenkel wird versucht, den Hüftkopf nach hinten oder vorne aus- und einzurenken, wobei ein schnappendes Geräusch zu hören ist. Klinische Hinweiszeichen bei einseitiger Luxation sind unterschiedlicher Verlauf der Adduktorenfalten; außerdem wird das Bein auf der erkrankten Seite häufig in Außenrotation und Abduktion gehalten und erscheint kürzer als das gesunde Bein.

Die Prüfung der zentralnervösen Funktionen ist ein wichtiger Bestandteil des Untersuchungsganges und schließt die motorische Entwicklung mit ein. Während der gesamten Säuglingszeit steht die Beurteilung der Motorik im Mittelpunkt der Untersuchung des Nervensystems, wobei man sich mit Vorteil der Primitivreflexe und Bewegungsautomatismen des Säuglings bedient. Da bei Neugeborenen und Säuglingen, meist auch beim Kleinkind, jede Mitarbeit von seiten des Patienten fehlt, ist eine genaue Standardisierung der Untersuchung notwendig *(Prechtel u. Beintema):*

1. Standardisierung der Umweltbedingungen: hohe Zimmertemperatur, etwa 27—30° C, gute Beleuchtung, Untersuchungstisch mit weicher Auflage.

2. Standardisierung des Verhaltenszustandes des Kindes: der optimale Zeitpunkt für die Untersuchung ist 2—3 Stunden nach der Fütterung; ungünstig nach tiefem Schlaf oder nach längerer Schreiperiode.

3. Standardisierung der Handgriffe des Untersuchers: dabei weicht die Reihenfolge der neurologischen Tests von den sonst in der Neurologie üblichen ab. Man führt jene zuerst aus, die den Zustand des Kindes am wenigsten beeinflussen; Reflexe, die beim Kind unangenehme Empfindungen auslösen, werden zuletzt geprüft (Tabelle 3).

Tabelle 3: *Neurologischer Untersuchungsgang beim Neugeborenen und jungen Säugling*

Rückenlage	Glabella-Reflex
	Saugreflex
	Zurückfedern der Arme
	Handgreifreflex
	Fußgreifreflex
	Babinski
	Fluchtreflex
	Patellarsehnenreflex
	ATNR = asymmetrisch tonischer Nackenreflex
Hochziehen in die Sitzhaltung	Widerstand gegen Streckung im Ellenbogengelenk
	Kopfkontrolle
Moro-Reaktion	
Schreitautomatismus	
Bauchlage	Automatische Reaktion
	Kopfheben
Schwebelage	

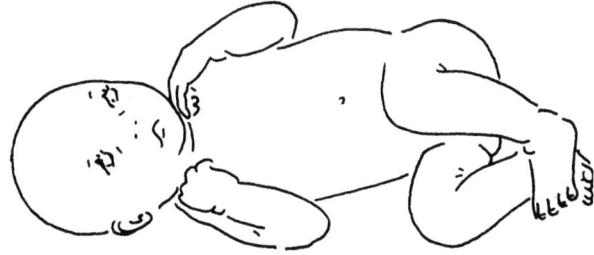

Abb. 9: Haltung des Neugeborenen in Rückenlage. Überwiegen des Beugetonus

Die neurologische Untersuchung beginnt in Rückenlage (Abb. 9). Bei gesunden Kindern ist die Körperhaltung symmetrisch, wenn der Kopf dabei in der Mittellinie liegt. Die Arme sind halbflektiert, die Beine in den Hüften leicht abduziert. Abweichungen sind

1. Opisthotonus, wobei der Kopf retroflektiert und die Beine gestreckt sind
2. Froschhaltung: die Extremitäten liegen gestreckt und leicht angebeugt auf der Unterlage
3. Asymmetrien der Extremitäten bei Lähmungen.

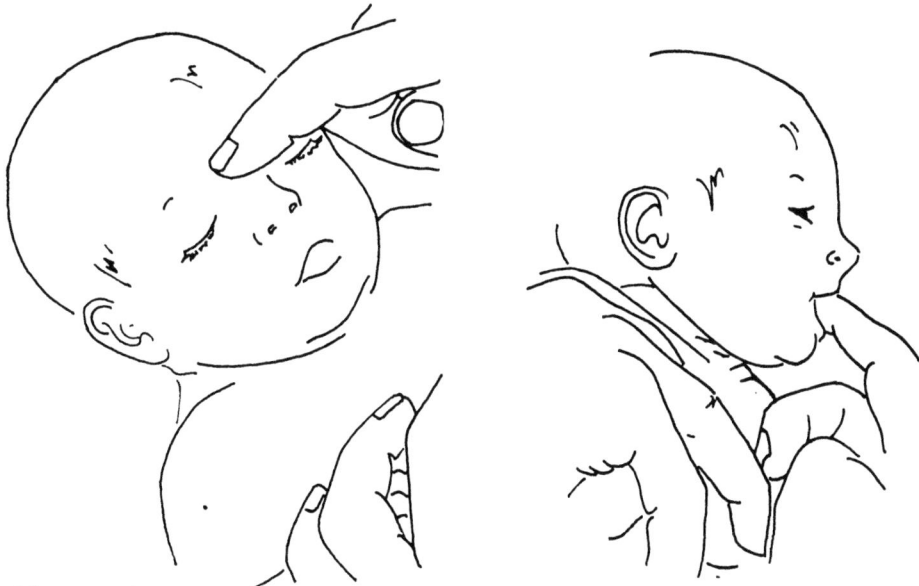

Abb. 10: Glabellareflex   Abb. 11: Saugreflex

Glabella-Reflex (Abb. 10): Kurzer Schlag mit dem Zeigefinger gegen die Nasenwurzel führt zu einem raschen und kurzdauernden Zukneifen der Augen. Bei Fazialisparesen kommt es zu asymmetrischer Reaktion.

Saugreflex (Abb. 11): Der Zeigefinger des Untersuchers wird 2—3 cm tief in den Mund des Säuglings gelegt, dabei spürt man rhythmische, kräftige Saugbewegungen und auch Zungenbewegungen (letztere fehlen bei Hypoglossusparesen).

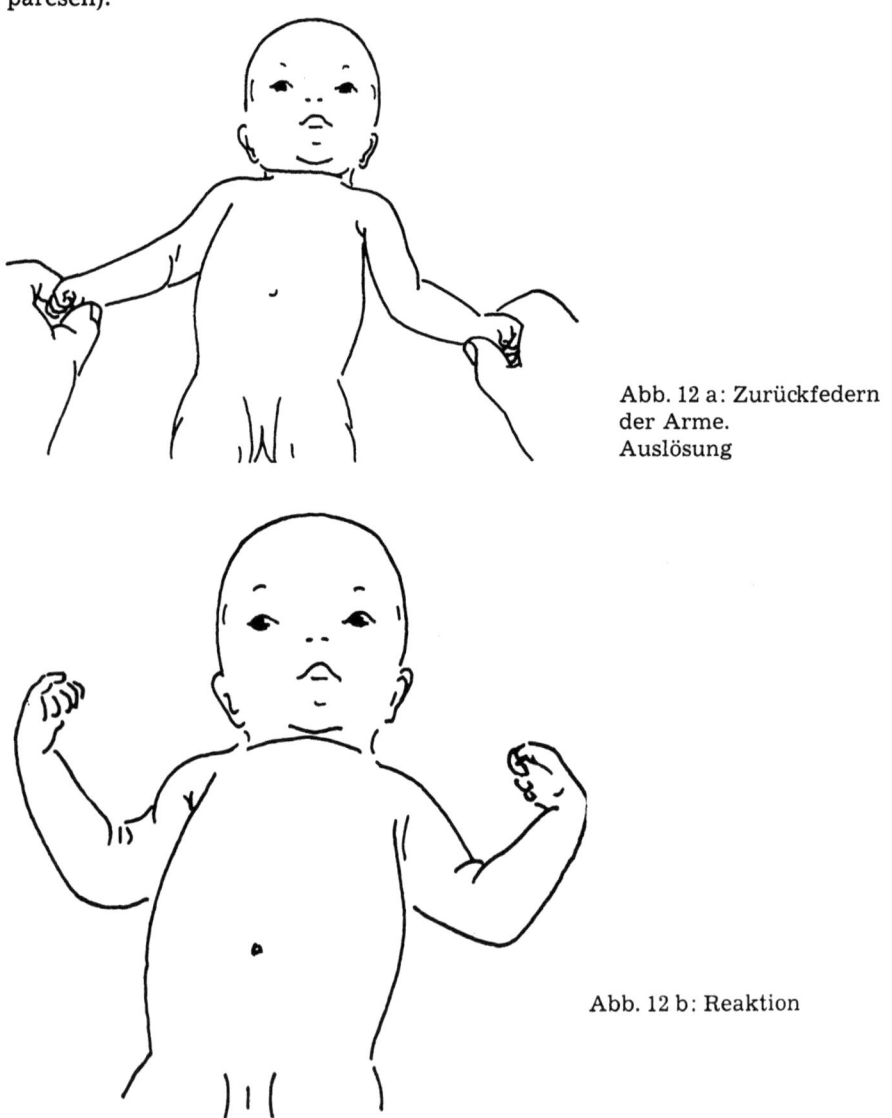

Abb. 12 a: Zurückfedern der Arme. Auslösung

Abb. 12 b: Reaktion

Prüfung des Zurückfederns der Arme (Abb. 12 a+b): Beide Arme werden dabei symmetrisch in den Ellenbogen gestreckt und danach plötzlich freigegeben, es kommt zu einem ruckartigen Zurückfedern beider Arme in die

Beugehaltung. Diese Reaktion ist während der ganzen Neugeborenenzeit vorhanden. Bei Plexuspareen oder Klavikulafraktur ist sie asymmetrisch, bei apathischen Kindern fehlt sie ganz, die Arme bleiben dann gestreckt.

Handgreifreflex (Abb. 13): Untersucher legt beide Zeigefinger von ulnar herkommend in die Handinnenflächen des Kindes und übt einen leichten Druck aus. Das Kind umgreift den Finger des Untersuchers und hält ihn längere Zeit fest. Zu beachten sind dabei Seitendifferenzen, z. B. bei Plexuslähmungen, Klavikulafraktur oder Halbseitensyndromen. Gleichzeitiges Saugen verstärkt den Reflex. Bei apathischen Kindern ist das Greifen schwach oder fehlt.

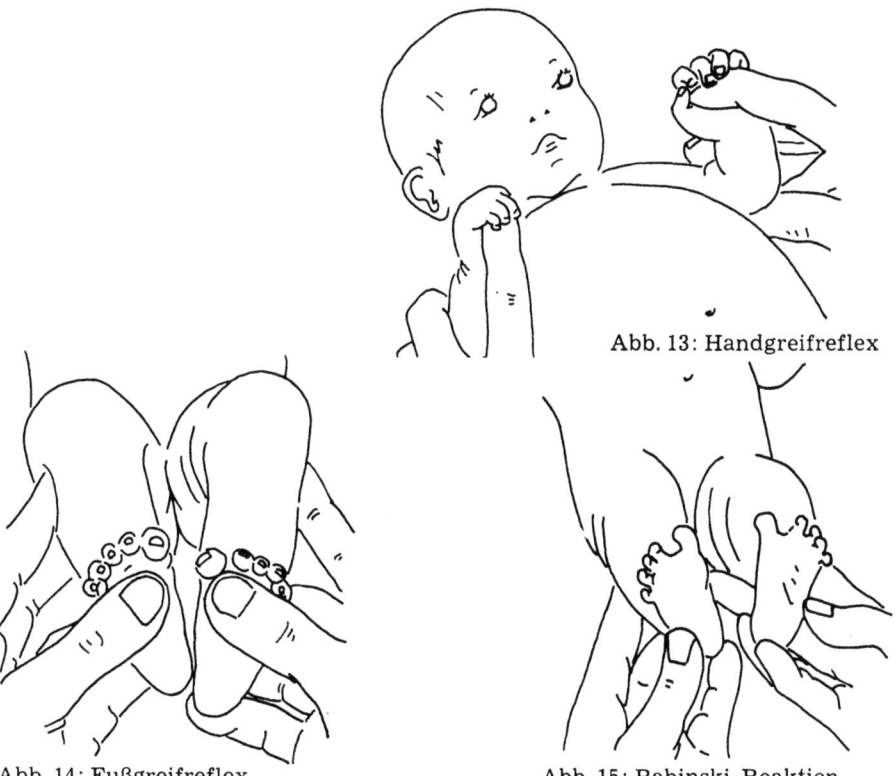

Abb. 13: Handgreifreflex

Abb. 14: Fußgreifreflex   Abb. 15: Babinski-Reaktion

Fußgreifreflex (Abb. 14): Untersucher drückt die Daumen gegen die Fußballen, alle Zehen werden plantar flektiert. Dieser Reflex fehlt bei Rückenmarksläsionen (z. B. lumbale Meningomyelozele) — er ist asymmetrisch bei Halbseitensyndromen oder Ischiadikusrecksyndrom, z. B. bei Steißlage.

Babinski-Reflex (Abb. 15): Die Fußsohle wird am fibularen Rand mit dem Fingernagel gestrichen, und zwar von den Zehen zur Ferse hin ohne Druck, da sonst — in umgekehrter Richtung oder mit Druck — der Greifreflex ausgelöst würde. Beim Babinski kommt es zur tonischen Dorsalflektion der großen Zehe und Fächern der übrigen Zehen. Diese Reaktion ist konstant auszulösen; sie fehlt nur bei Rückenmarkläsionen und apathischen Kindern. Der Babinski-Reflex ist bis zum Ende des 1. Lebensjahres, also bis das Kind laufen lernt, nachweisbar.

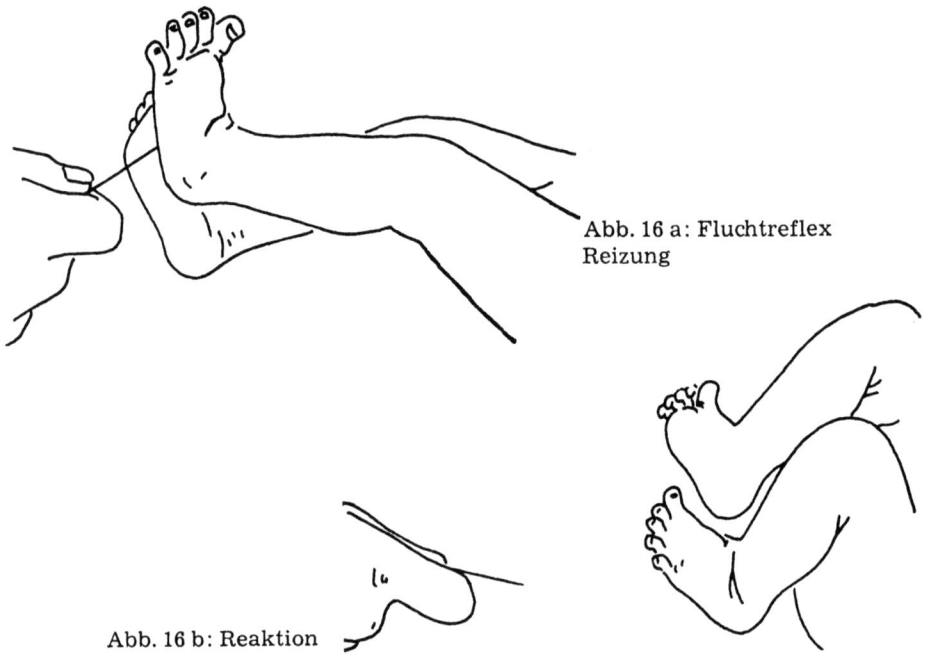

Abb. 16 a: Fluchtreflex Reizung

Abb. 16 b: Reaktion

Fluchtreflex (Abb. 16 a + b): Leichtes Kratzen der Fußsohle mit einer Nadel führt zu einem raschen Zurückziehen des Beines mit Flektion in Hüfte, Knie und Fuß. Zu achten ist besonders auf Asymmetrien. Der Reflex ist sehr konstant bei gesunden Säuglingen, abgeschwächt bei apathischen Kindern.

Prüfung des Patellarsehnenreflexes (Abb. 17): Beide Beine des Kindes werden über eine Hand des Untersuchers gelegt und leicht angehoben. Sind die Beine völlig entspannt, wird mit dem Zeigefinger der anderen Hand auf die Sehne unterhalb der Patella geklopft. Es kommt zu einer kurzen Kontraktion des ipsilateralen M. quadriceps mit Streckung des Beines und gleichzeitig zur Kontraktion des kontralateralen M. adductor femoris, wobei das andere Bein kurz adduziert wird. Zu beachten sind Asymmetrien; bei apathischen Kindern, Rückenmarkläsionen und Muskelerkrankungen fehlt der Reflex oder ist erheblich abgeschwächt. Bei übererregbaren Kindern kann er bis zu anhaltendem Tonus gesteigert sein.

In Rückenlage wird außerdem der *ATNR = asymmetrisch-tonischer Nackenreflex* geprüft (Abb. 18): Der Kopf des Neugeborenen wird langsam passiv zur Seite gedreht, so daß Kinn und Schulter sich berühren. Man beobachtet danach, daß der Arm der „Gesichtsseite" gestreckt, der zum Hinterhaupt gebeugt wird; etwas schwächer ist diese Reaktion auch an den Beinen erkennbar. Die eingenommene Haltung wird als Fechterstellung bezeichnet. Dieser Reflex ist im Neugeborenenalter nicht regelmäßig auszulösen, darf aber bis zum 4. Lebensmonat vorhanden sein.

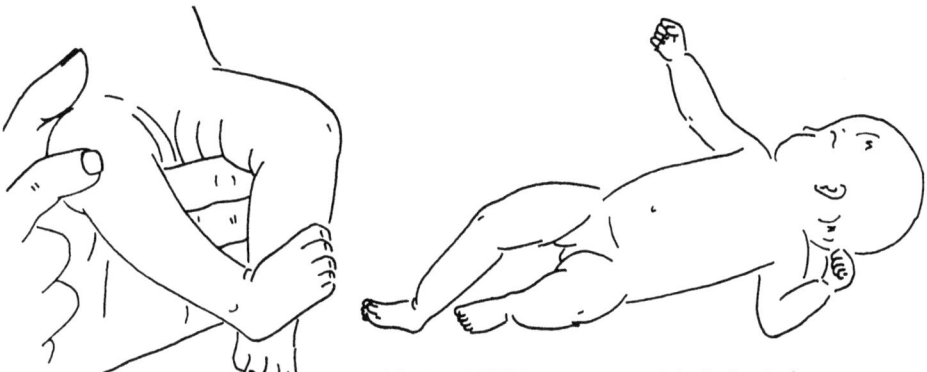

Abb. 17: Patellarsehnenreflex

Abb. 18: ATNR = asymmetrisch-tonischer Nackenreflex

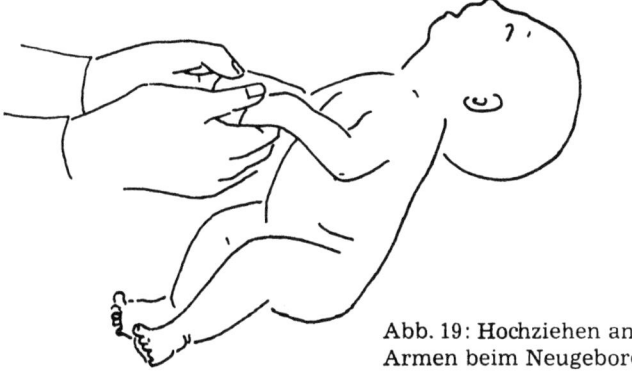

Abb. 19: Hochziehen an den Armen beim Neugeborenen

Aus der Rückenlage wird dann das Kind an den Handgelenken gefaßt und langsam in die Sitzhaltung gezogen. Dabei soll der Widerstand in den Armen gegen die völlige Streckung im Ellenbogengelenk beurteilt werden; normalerweise bleiben die Arme leicht gebeugt (Abb. 19). Bei hypotonen Kindern fehlt der Widerstand; asymmetrische Befunde werden bei Plexuslähmung erhoben, bei hypertonen Kindern besteht eine starke Flektion der Arme. Beim Hochziehen wird außerdem die Kopfbalance kontrolliert. In Sitzhaltung wird schon vom Neugeborenen der Kopf kurzfristig frei gehalten, muß dann aber unterstützt werden (Abb. 20a). Bei hypotonen und apathischen Kindern fehlt diese Fähigkeit. Bei Sitzen ohne Unterstützung klappt das Neugeborene wie ein Taschenmesser nach vorne zusammen (Abb. 20 b).

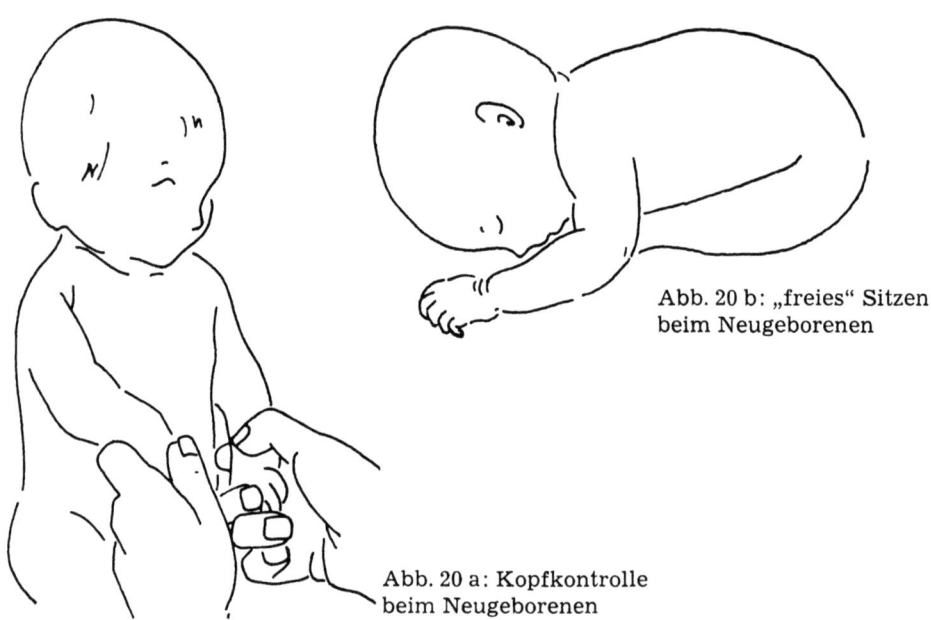

Abb. 20 b: „freies" Sitzen beim Neugeborenen

Abb. 20 a: Kopfkontrolle beim Neugeborenen

Zur Prüfung der Moro-Reaktion (Abb. 21 a+b) hält der Untersucher den Körper des Kindes mit einer Hand und läßt den Kopf in der anderen liegen. Durch eine leichte aber rasche Abwärtsbewegung der Kopfhand von 3—4 cm wird der Kopf des Kindes retroflektiert. Bei diesem sog. head-drop soll der Kopf genau in der Mittellinie liegen und die Nackenmuskulatur entspannt sein. Bei vollständiger Moro-Reaktion kommt es dann

1. zu einer Abduktion der Arme in den Schultergelenken

2. zu einer Streckung der Arme in den Ellenbogengelenken und Fingerspreizung

3. zu einer Beugung der Arme, die dadurch im Bogen wieder in die Ruhehaltung geführt werden.

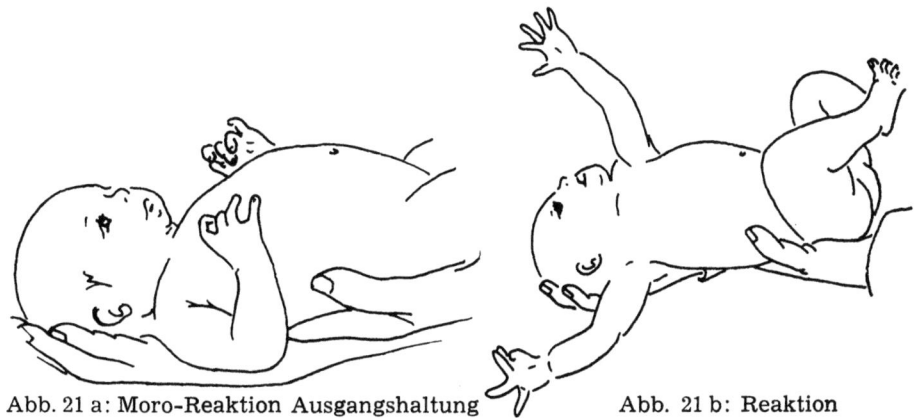

Abb. 21 a: Moro-Reaktion Ausgangshaltung   Abb. 21 b: Reaktion

Auch bei dieser Reaktion soll auf Asymmetrien (Plexuslähmung, Klavikulafraktur, zentrales Halbseitensyndrom) geachtet werden. Übererregbare Kinder haben meist eine sehr starke Moro-Reaktion, bei apathischen ist sie schwach, bei hypotonen sind Abduktion und Extension deutlich, die Adduktion dagegen gering nachweisbar. Im allgemeinen gilt, daß eine schwache oder fehlende Moro-Reaktion immer ein ernstes Zeichen einer neurologischen Schädigung darstellt.

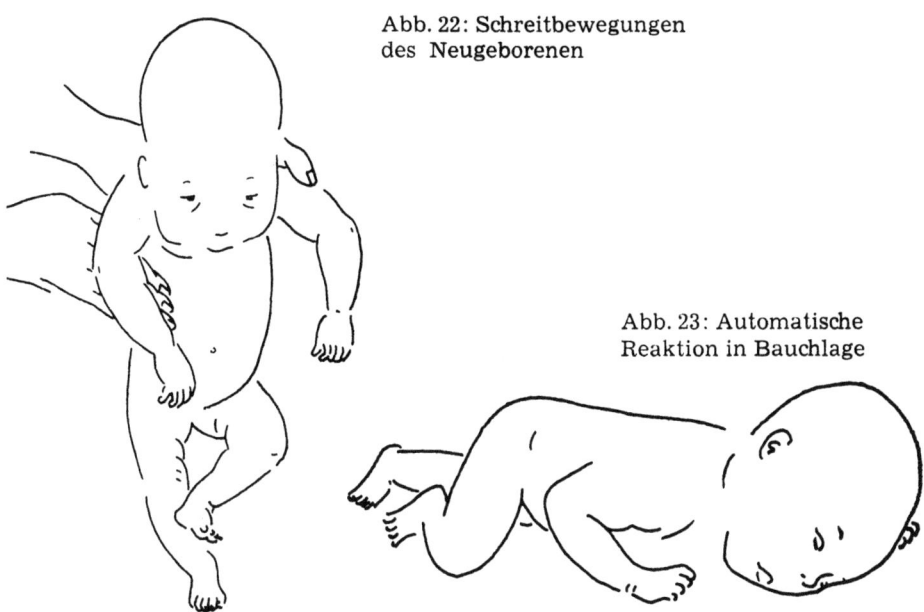

Abb. 22: Schreitbewegungen des Neugeborenen

Abb. 23: Automatische Reaktion in Bauchlage

Bei den Schreitbewegungen wird das Kind unter den Schultern gehalten (Abb. 22); berühren die Fußsohlen den Untersuchungstisch, so werden alternierende Schreitbewegungen beider Beine ausgeführt. Der Schreitautomatismus fehlt häufig bei Kindern, die aus Beckenendlage geboren wurden, ferner bei apathischen und sehr schlaffen Säuglingen.

Anschließend wird das Kind in die Bauchlage gebracht und mit dem Gesicht auf die Unterfläche gelegt; dabei kommt es zur sog. automatischen Reaktion (Abb. 23): Der Kopf wird zur Freihaltung der Atemwege zu einer Seite gelegt. Diese Reaktion kann schon bei sehr kleinen unreifen, aber lebensfrischen Frühgeborenen beobachtet werden. Gesunde Neugeborene können ihren Kopf in Bauchlage meist schon kurz anheben.

Zur Prüfung in der sog. Schwebelage wird das Kind mit beiden Händen unter Bauch und Brust gefaßt und hochgehalten, wobei das Neugeborene im allgemeinen Beugetonus verharren darf (Abb. 24).

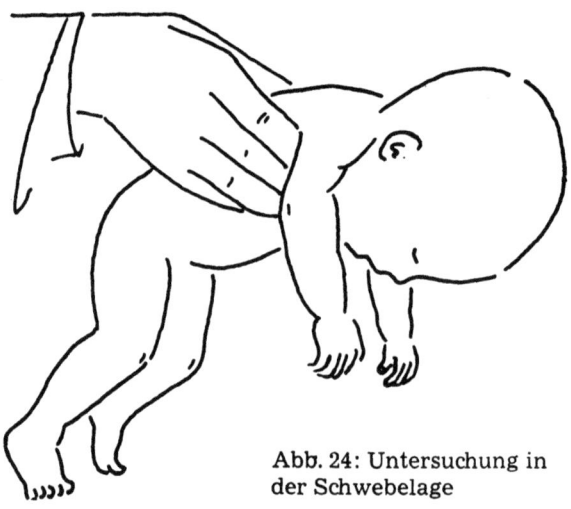

Abb. 24: Untersuchung in der Schwebelage

Zur Prüfung der Sinnesorgane wird das Neugeborene wieder in die Rückenlage gebracht; es wird die Pupillenreaktion auf Licht beobachtet und der Gehörgang nach Möglichkeit mit einem Ohrenspiegel eingesehen. Schon beim Neugeborenen kann man mit dem kochleo-palpebralen Reflex (auch auropalpebraler Reflex genannt) die Hörfähigkeit beurteilen: auf Schallreiz kommt es bei offenen Augen zum Lidschlag, bei vorher schon geschlossenen Augen zum verstärkten Zukneifen der Lider, meist verbunden mit einer Schreckreaktion bis hin zum Weinen.

Wurden nicht unmittelbar nach der Geburt zur Prüfung der Nasendurchgängigkeit die Choanen sondiert, so muß die Untersuchung jetzt nachgeholt werden.

Mit der Inspektion der Mundhöhle, wobei besonders auf Spaltbildung geachtet werden soll, ist die Neugeborenen-Basisuntersuchung beendet.

U 3. Untersuchung in der 4. (spätestens 6.) Lebenswoche

Der Untersuchungsablauf entspricht demjenigen bei der Neugeborenen-Basisuntersuchung. Bei der Untersuchung des Allgemein- und Ernährungszustandes ist auf Unter-, aber auch auf Übergewicht zu achten. Dabei sollte der Säugling nicht als „übermäßig schlank" oder „übermäßig dick" bezeichnet werden, sondern gemessen und gewogen werden.

Wichtig ist die rechtzeitige Erkennung der Hypothyreose (Abb. 25 a + b). Oft findet man beim Neugeborenen noch keine klinischen Symptome, sie werden erst nach Tagen bis Wochen deutlich. Klinische Hinweiszeichen sind: besonders ruhige Kinder mit apathisch-griesgrämigem Gesicht, verlängerter Ikterus, trockene Haut und struppiges Haar, vorstehende große Zunge, dicker

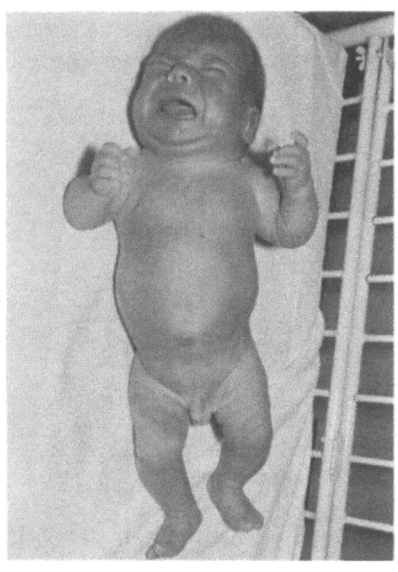
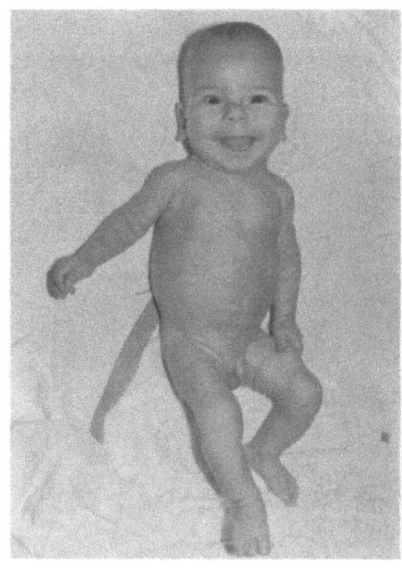

Abb. 25 a: 4 Monate alter Säugling mit Hypothyreose

Abb. 25 b: Gleicher Säugling 3 Monate nach Behandlung

Bauch mit Nabelbruch und Obstipation. Eine frühe Diagnose und Abklärung durch fachärztliche Untersuchung bei geringstem Verdacht mit Beurteilung der Skelettreifung (beim Neugeborenen sollte der distale Femurepiphysenkern knöchern angelegt sein), PBJ-Bestimmung, T_3- und T_4-Test ist besonders wichtig, da unbehandelt die Kinder immer Intelligenzverminderungen bis zur Idiotie entwickeln (pathologisch wenn PBJ $>$ 3 μg/100 ml, Serum-T_3 und -T_4 erniedrigt).

Es folgt die Untersuchung von Herz, Lungen, Abdomen und Geschlechtsorganen.

Bei der Herzuntersuchung sei daran erinnert, daß besonders bei Kindern mit azyanotischen Herzfehlern in der Neugeborenenperiode Herzgeräusche oft nicht bestehen. Erst durch die zunehmende Kraft des linken Ventrikels kommt es zur Ausbildung eines Shuntgeräusches, das jetzt hörbar wird.

Bei der Beurteilung des Skelettsystems ist die Untersuchung auf das Vorliegen einer Hüftgelenksdysplasie von besonderer Wichtigkeit. Das Ortolani-Phänomen (siehe U 2) ist zu diesem Zeitpunkt nur noch ausnahmsweise auslösbar; an seine Stelle tritt jetzt die Prüfung der Spreizhemmung oder -behinderung (Abb. 26): Bei Beugung in Knie- und Hüftgelenk werden die Beine abduziert. Sie sollen dabei der Unterlage bis auf einen Winkel von 30° genähert werden können; praktisch heißt das, daß der Untersucher nicht mehr als 2—3 Querfinger zwischen Unterlage und Kniegelenk beiderseits legen kann. Ist der Winkel beidseitig oder einseitig größer, d. h. ist die Spreizung nicht optimal möglich, so besteht der dringende Verdacht auf eine angeborene Hüftgelenksdysplasie. Das Kind sollte dann eine Spreizbehandlung erhalten.

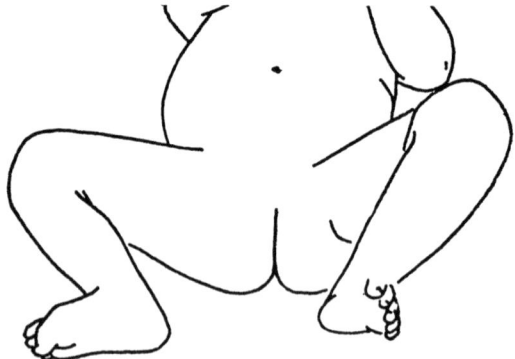

Abb. 26: Abduktionsbehinderung links

Bei Verdacht auf Hydrozephalus sollten regelmäßige Kontrollen der Fontanellenspannung und Messung des Kopfumfanges veranlaßt werden, um auch diesen Kindern durch eine Frühbehandlung mit liquorableitenden Operationen eine etwa normale körperliche und geistige Entwicklung zu ermöglichen.

Die Untersuchung des Zentralnervensystems und der Sinnesorgane unterscheidet sich nicht von den Ausführungen bei der U 2; darauf hinzuweisen ist lediglich, daß der allgemeine Beugetonus nicht mehr so ausgeprägt ist, wie beim Neugeborenen.

In Bauchlage soll der Säugling den Kopf jetzt kräftig heben und auch halten können (Abb. 27).

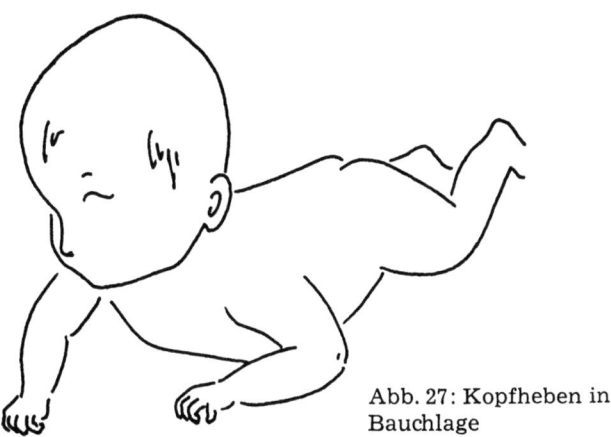

Abb. 27: Kopfheben in Bauchlage

U 4. Untersuchung im 4.–6. Lebensmonat

Die Fragen der Vorgeschichte nach abnormer Schreckhaftigkeit, schrillem Schreien und Steifhalten beim Füttern und Baden können, wenn sie bejaht werden, auf eine Hirnschädigung hinweisen. Dies gilt ebenso, wenn die weiteren Fragen nach Bauchlage, Spontanbewegungen der Extremitäten und beginnenden Greifbewegungen verneint werden.

Die Untersuchung beginnt mit der Beurteilung des Ernährungs- und Allgemeinzustandes. Es folgen Auskultation von Herz und Lungen.

Wichtig ist die Palpation des Abdomen, um Tumoren zu erkennen, die sich frühzeitig manifestieren. Die häufigsten Tumoren im Bauchraum sind der von den Nieren ausgehende Wilms-Tumor, eine embryonale Mischgeschwulst, und die vom Nervengewebe (Grenzstrang, Nebennierenmark) ausgehenden neurogenen Tumoren, z. B. Neuroblastome. Auch Nierenvergrößerungen, z. B. Zystennieren oder große Hydronephrosen, können durch die Palpation erfaßt werden.

Bei der Untersuchung des Skelettsystems ist auf Schiefhaltung der Wirbelsäule in allen Abschnitten zu achten. Wichtig ist wieder die Prüfung und das Vorliegen einer Hüftgelenksdysplasie oder -luxation: Besteht ein- oder beidseitig eine Spreizhemmung oder ist die Beweglichkeit eingeschränkt, so empfiehlt sich zu dieser Zeit, zur Sicherung der Diagnose eine Röntgenaufnahme des Beckens zu veranlassen. Die Ossifikation des Pfannendaches ist zu diesem Zeitpunkt soweit fortgeschritten, daß pathologische Befunde röntgenologisch mit Sicherheit festzustellen sind.

Wegen der besonderen Disposition werden auch alle Kinder ohne klinische Zeichen, die aus Steißlage geboren worden sind und solche mit familiärer Belastung geröntgt (Tabelle 4).

Tabelle 4: *Indikationen zur Röntgenuntersuchung des Beckens mit der Frage „Hüftdyplasie" beim Säugling im 4. Lebensmonat*

Geröntgt werden
1. alle Kinder mit verdächtigen klinischen Symptomen
2. alle Kinder, die aus Steißlage geboren wurden
3. alle Kinder, bei denen eine familiäre Belastung vorliegt.

Rachitische Zeichen, wie Kraniotabes, Rosenkranz und Doppelbildung der Epiphysen, dürfen nicht vorhanden sein.

Der neurologische Untersuchungsgang mit gleichzeitiger Beurteilung der motorischen Leistungen erfolgt in der in Tabelle 5 angegebenen Reihenfolge:

Tabelle 5: *Neurologischer Untersuchungsgang beim älteren Säugling*

Rückenlage	Kopfheben
	Hirnnerven (Fazialis, Korneal-Reflex)
	Muskeleigenreflexe an Armen und Beinen
	Bauchhaut- (Kremaster-)Reflex
	Fußgreifreflex
	Babinski
Hochziehen in die Sitzhaltung	Kopfkontrolle
	Sitzen
	Abstützreaktionen
	Greifen
Rückenlage und Umdrehen in die Bauchlage	Automatische Reaktion
	Kopfheben
	Krabbelbewegungen
Schwebelage	Landau-Reaktion
	Sprungbereitschaft
Vertikale Hängelage	Stehbereitschaft
	Stehen
	Gehen

Die Untersuchung beginnt in Rückenlage auf einem Untersuchungstisch, der genügend groß sein soll und eine weiche, aber nicht zu stark eindrückbare Auflage hat. Der Raum soll warm sein und eine gute Beleuchtung haben.

Zunächst werden in Rückenlage die Haltung der Extremitäten, des Kopfes, des Rumpfes und die Spontanbewegungen beobachtet und dabei auf Asymmetrien geachtet. Dann wird der Muskeltonus durch vorsichtige Palpation geprüft. Aus der Rückenlage kann das Kind ab 3.—5. Monat den Kopf anheben.

Ist das nicht möglich, so ist dies auf ein Persistieren des *tonischen Labyrinthreflexes* zurückzuführen. Dieser Reflex erzeugt in Bauchlage einen maximalen Beugetonus, in Rückenlage einen maximalen Strecktonus, also die opisthotone Haltung, die nur bei geschädigten Kindern konstant nachweisbar ist.

Es folgt die Prüfung der Hirnnerven.

Fazialis: Beim Schreien hängt auf der gelähmten Seite der Mundwinkel herab.

Kornealreflex: Beim geöffneten Auge wird die Kornea mit der Spitze eines zusammengedrehten Wattebausches berührt, worauf sich das Auge rasch schließt. Der Reflex fehlt bei Läsionen des N. trigeminus.

An den Extremitäten werden die Muskeleigenreflexe, wie Bizepssehnenreflex, Radiusperiostreflex und Patellarsehnenreflex geprüft.

Die Handgreifreflexe sind verschwunden, das Kind kann jetzt die Hand öffnen und Gegenstände ergreifen.

Die Fußgreifreflexe und der Babinski-Reflex sind noch bis zum Ende des 1. Lebensjahres nachweisbar.

Am Rumpf können die Bauchhautreflexe und beim Knaben der Kremasterreflex geprüft werden.

Eine Abduktionshemmung in den Hüftgelenken kann jetzt auch auf eine beginnende spastische Parese mit Adduktorenspasmus hinweisen.

Wichtig ist es bei dieser Untersuchung, die vom Nacken ausgelösten Haltungsreaktionen zu prüfen, die zu dieser Zeit nicht mehr vorhanden sein dürfen. Bleibt der *asymmetrisch-tonische Nackenreflex* über den 5. Lebensmonat hinaus bestehen, so lernt das Kind nicht, sich Gegenstände zum Mund zu führen. Es nimmt dabei spontan die „Fechterstellung" ein.

Der symmetrisch-tonische Nackenreflex (STNR) verursacht bei Kopfbeugung einen vermehrten Beugetonus in den Armen und eine Streckung der Beine; bei Strecken des Kopfes werden umgekehrt die Arme gestreckt und die Beine gebeugt. Diese Haltungsreaktionen verschwinden normalerweise im 1. Trimenon; sie sind auch beim Neugeborenen nicht immer nachweisbar. Bleibt der Reflex aber bestehen — was immer verdächtig auf das Vorliegen einer zerebralen Bewegungsstörung ist — so kann das Kind nicht kriechen lernen.

Der *Moro-Reflex* (head-drop) soll ebenfalls nach dem 4. Lebensmonat nicht mehr nachweisbar sein. Bleibt diese Reaktion bestehen, so bewirkt sie ein Rückwärtsfallen des Kindes, was das Sitzenlernen erschwert. Häufig auftre-

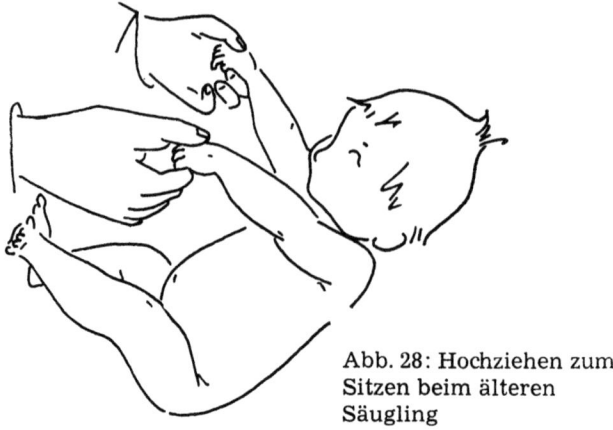

Abb. 28: Hochziehen zum Sitzen beim älteren Säugling

tende spontane Moro-Reaktionen machen das Kind unsicher und ängstlich, da es das Gleichgewicht nicht beherrschen lernt.

Nach diesen Prüfungen wird das Kind an beiden Händen zum Sitzen (Abb. 28) hochgezogen und dabei die Haltung des Kopfes (Kopfkontrolle) kontrolliert. Der Kopf wird jetzt gut mitgehoben; mit Einwirkung des Labyrinthstellreflexes werden die Augen und der Mund immer in die Horizontale eingestellt, der Kopf also stets aufrecht und oben im Raum gehalten.

Man prüft das Sitzvermögen des Kindes und beobachtet Haltung und Stützreaktionen. Ab dem 4. Lebensmonat kann der Säugling mit Unterstützung, bis zum 6. Monat in der Regel frei sitzen. Die Stützreaktionen werden zunächst nach vorne (Abb. 29), dann nach den Seiten und erst gegen Ende des

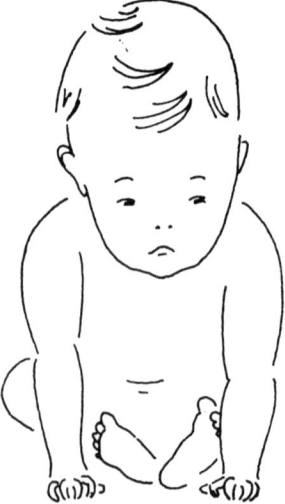
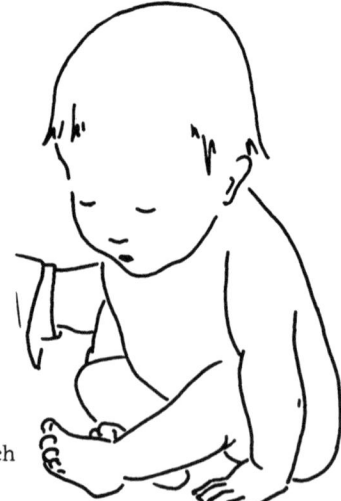

Abb. 29: Stützreaktion nach vorne beim Sitzen

Abb. 29a: Stützreaktion nach den Seiten

1. Lebensjahres auch nach hinten ausgebildet. Das Kind ergreift vorgehaltene Gegenstände noch ohne Bevorzugung einer Seite mit der ganzen Hand und gestrecktem Daumen (palmares Greifen).

Vom Sitzen wird das Kind wieder in die Rückenlage zurückgebracht und durch Auslösen der sog. Stellreaktionen das Umdrehen in die Bauchlage beobachtet. In Bauchlage kann das Kind jetzt den Kopf kräftig heben und halten, sich mit den Armen abstützen und den Oberkörper von der Unterlage abheben. Im 6. Lebensmonat bekommt es dann auch eine Hand frei zum Greifen. Bleibt der schon erwähnte tonische Labyrinthreflex bestehen, so ist diese Entwicklung nicht möglich, da es in Bauchlage zu einem allgemeinen Beugetonus kommt, Kopf und Arme also nicht gestreckt werden können.

Dann werden die im 6. Lebensmonat beginnenden Krabbelbewegungen in Bauchlage registriert.

Nach der Untersuchung in Bauchlage folgt die in den sog. Schwebelagen: Das Kind wird mit beiden Händen unter Bauch und Brust gefaßt und hochgehalten. Während das Neugeborene im allgemeinen Beugetonus verharrte, bildet sich jetzt eine zunehmende Extensionshaltung aus. Mit etwa 6 Monaten tritt die *Landau-Reaktion* auf: Der Kopf wird gehoben und dorsal flektiert, der Rumpf wird überstreckt und auch Beine und Arme werden gestreckt gehalten (Phase 1) (Abb. 30a). Drückt man darauf den Kopf abwärts, löscht also den Labyrinthreflex aus, so tritt eine Beugung des Rumpfes, der Arme und der Beine ein (Phase 2 des Reflexes) (Abb. 30b).

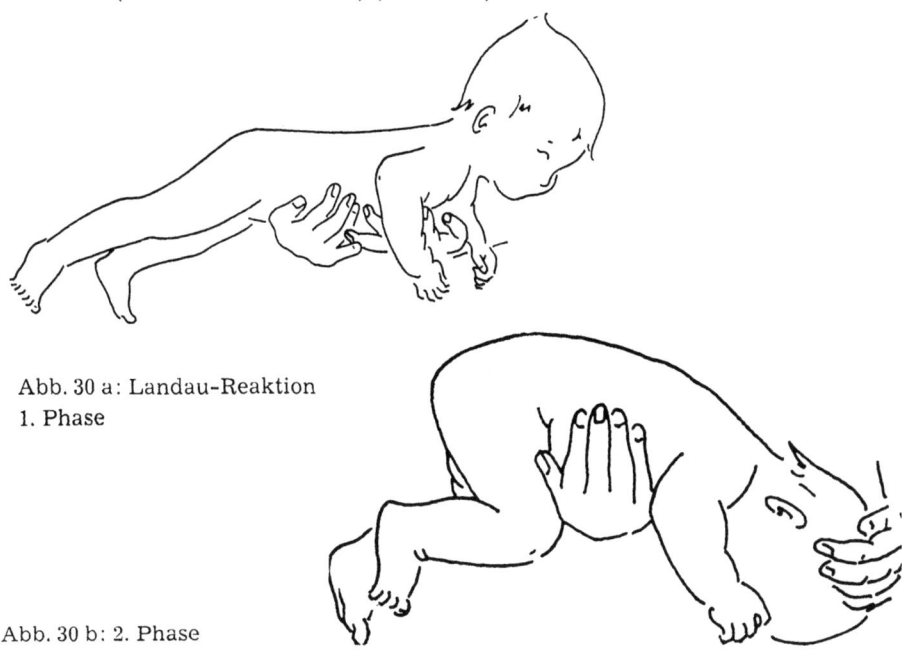

Abb. 30 a: Landau-Reaktion
1. Phase

Abb. 30 b: 2. Phase

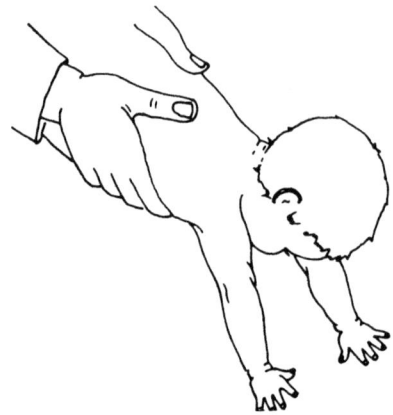

Abb. 31: **Sprungbereitschaft**

Wird aus der horizontalen Schwebelage der Kopf der Unterlage genähert, so tritt ab dem 6.—8. Lebensmonat die Sprungbereitschaft auf (Abb. 31): Die Arme werden gestreckt, die Hände dabei geöffnet, um den Kopf zu schützen. Diese Reaktion erfolgt unabhängig vom Sehen. Die Sprungbereitschaft sollte für jeden Arm einzeln geprüft werden, wobei besonders darauf zu achten ist, ob sich die Hand vollständig öffnet. Bleibt sie zur Faust geschlossen, so kann dies ein wichtiges Hinweiszeichen für eine zerebrale Bewegungsstörung sein. Im allgemeinen fehlt die Sprungbereitschaft nur bei Kindern mit schweren zentralnervösen Schädigungen.

Anschließend wird das Kind unter den Schultern gefaßt und in vertikaler Hängelage gehalten. Hierbei soll vor allem auch die Haltung der Beine beachtet werden. Kommt es zum Überkreuzen der Beine durch verstärkte Adduktion oder zu einem verstärkten Extensorentonus, so sind dies charakteristische Zeichen für das Vorliegen einer spastischen Diplegie.

Die Beine werden dann der Unterfläche genähert und die Stehbereitschaft geprüft: Bei *positiver* Stützreaktion verwandeln sich die Beine bei Berührung des Fußballens mit der Unterlage zu starren belastungsfähigen Säulen, wobei es zu gleichzeitiger Kontraktion der Beuger und Strecker mit einem Überwiegen der Strecker kommt. Bei *negativer* Reaktion erfolgt keine Stützreaktion; statt dessen werden die Beine in Hüft- und Kniegelenk gebeugt.

Die gesamte Untersuchung wird wieder abgeschlossen mit der Inspektion der Mund- und Rachenhöhle.

Zu diesem Zeitpunkt sollte mit den Mehrfachimpfungen begonnen werden. Bis zur nächsten Vorsorgeuntersuchung vergeht eine recht lange Zeit. Bei regelmäßig vorgenommenen Impfungen werden die Kinder in der Zwischenzeit aber dem Arzt vorgestellt, so daß Fehlentwicklungen erkannt werden können (s. Impfplan im Anhang).

U 5. Untersuchung im 9.–12. Lebensmonat

Bei der Untersuchung der inneren Organe sei auch auf die Mukoviszidose hingewiesen, die sich inzwischen bei allen Merkmalsträgern manifestiert haben dürfte, wenn sie nicht schon in der Neugeborenenperiode mit dem „BM-Test Meconium" erkannt wurde. Das Wesen dieser Erkrankung besteht in einer generalisierten Störung der exokrinen Drüsen mit Absonderung eines zu viskösen Sekretes, wodurch es zur Verstopfung der Drüsengänge kommt, bevorzugt in den Bronchien und dem Pankreas, was dann zu Bronchiektasien und Pankreasfibrose führt. Klinische Hinweise sind allgemeine Dystrophie, Neigung zu chronisch rezidivierenden Bronchitiden mit oft pertussiformem Husten. Für die erforderliche Dauerbehandlung mit Pankreasfermenten, Antibiotika, Atemgymnastik u. a. m. ist die frühzeitige Erkennung wichtig.

Bei Knaben mit ein- oder beidseitiger Hodenretention wird neuerdings die Frühbehandlung propagiert, die zunächst immer als Hormonbehandlung mit Choriogonadotropin durchgeführt wird. Das HCG (humanes Choriogonadotropin) imitiert den physiologischen Stimulus für Hodenreifung, Hodenwachstum und Hodendeszensus. 5 Wochen lang werden zweimal wöchentliche Injektionen zwischen 300 bis 1000 I.E. verabreicht. Die einmalige Depotinjektion hat sich nicht bewährt. Bei negativem Ergebnis kann 6 Wochen nach der letzten Injektion die Kur wiederholt werden. Kontraindikationen für die Hormontherapie sind: Pendelhoden, Hodenektopie außerhalb des normalen Abstiegsweges, gleichzeitiges Bestehen einer Leistenhernie und narbige Fixation der Hoden. Nach 2 erfolglosen Hormonkuren sollte operiert werden. Eine echte Phimose, die ein Hindernis für die Harnentleerung darstellt, sollte jetzt operiert werden.

Zur neurologischen Untersuchung gehört auch die Beurteilung der statomotorischen Leistungen:

Im Alter von *9—12 Monaten* kann das Kind sich selbst aufsetzen, längere Zeit mit gutem Gleichgewicht sitzen und sich dabei nach hinten abstützen. Es zieht sich an Gegenständen zum Sitzen hoch, kriecht und robbt auf dem Bauch vorwärts und um seine Achse. Es kann sich auch mit Unterstützung an den Händen selbst aufstellen, steht mit ganzer Fußsohle und hebt ein Bein aktiv.

Mit *12 Monaten* kann das Kind dann auf Händen und Knien kriechen und vorwärts aufrecht gehen, wenn ihm beide Hände gereicht werden.

Feine Motorik und Adaptation haben sich weiter entwickelt, es kann beispielsweise eine Glocke hin und her bewegen und versucht, beim Trinken aus der Tasse mit beiden Händen zuzufassen. Es ergreift kleine Gegenstände, z. B. einen Knopf, mit gebeugtem Daumen und Zeigefinger, also mit vollendeter Oppositionsstellung.

Neurologisch müssen die tonischen Reflexe und der Moro-Reflex verschwunden sein. Zu prüfen sind die Landau-Reaktion, die Sprung- und Stehbereitschaft (Ausführung siehe U 4).

Das Kind soll zu dieser Zeit einzelne Worte wie „Mama" und „Papa" sagen können, es ahmt Laute nach, schüttelt den Kopf für „nein"; bis zum Ende des 12. Lebensmonats spricht es wenigstens 2, meist 5—10 sinnvolle Worte in Kindersprache. Es reagiert auf seinen Namen und kann bis zum Ende des 12. Monats bekannte Gegenstände auf Aufforderung suchen und herbringen.

In diesem Alter sollte auch das Hörvermögen des Kindes geprüft werden, denn hörgeschädigte Kinder sollten im Laufe des 2. Lebensjahres einer Behandlung zugeführt werden.

Am besten eignet sich zur Hörprüfung der Ablenkhörtest. Manche Säuglinge beginnen bereits im 4. Lebensmonat auf ein geeignetes leises Geräusch Aufmerksamkeits- oder Ablenkreaktionen zu zeigen. Diese Entwicklung ist jedoch sehr variabel, bis zum 6.—8. Lebensmonat lernen es jedoch alle gesunden Kinder. Man führt diesen Hörtest am besten so durch, daß man das Kind auf den Schoß der Mutter setzt und dann versucht, abwechselnd von rechts und links das Kind durch bekannte Geräusche (Rasseln, Glockenläuten, Tassenklappern u. a. m.) abzulenken. Bei positiver Hörreaktion kommt es zur Kopfdrehung oder Blickwendung in Richtung zur Schallquelle, oder aber zum Innehalten einer Tätigkeit = Aufmerksamkeitsreaktion.

Kinder ohne eindeutige Hörreaktion sind zur weiteren Klärung zu einer Spezialbehandlung zu überweisen.

Auch das Sehvermögen der Kinder sollte bei dieser Untersuchung geprüft werden, wobei zunächst beurteilt wird, ob die Augen einer Lichtquelle oder vorgehaltenen Gegenständen folgen. Stellungsabweichungen wie Schielen sind nach dem 4. Lebensmonat immer pathologisch. Sie bilden sich nicht spontan zurück, so daß auch diese Kinder zur weiteren Diagnostik (z. B. Sehschwäche) und Therapie (Abdeckbehandlung) in eine Augenklinik überwiesen werden müssen.

U 6. Untersuchung im 21.–24. Lebensmonat

Die allgemeine Untersuchung erfolgt in gleicher Weise wie bei den vorangehenden Untersuchungen dargestellt.
Die motorische Entwicklung des Kleinkindes vollzieht sich langsamer als während des 1. Lebensjahres.
Die vom Säugling bereits erworbenen Fähigkeiten, z. B. Gleichgewichtsreaktionen und -kontrollen, müssen gefestigt werden.

Das Kind hat inzwischen gelernt, frei zu laufen ohne hinzufallen, geht auch die Treppe ohne Festhalten rauf und runter. Es kann einige Kleidungsstücke alleine ausziehen.
Die Feinmotorik hat sich soweit verbessert, daß einzelne Seiten in einem Buch umgeblättert werden können. Das Spielen wird insgesamt geordneter.
Die Sauberkeitsentwicklung als Anzeichen der Sphinkterkontrolle sollte bereits eingesetzt haben.
Außer „Mama" und „Papa" werden auch andere Wörter sinnvoll gebraucht.
Das Hören sollte wiederum geprüft werden.
Schielende Kinder sollten sofort zur weiteren Diagnostik und Behandlung in eine Augenklinik überwiesen werden.

U 7. Untersuchung im 4. Lebensjahr

Diese Untersuchung sollte nicht zu früh vorgenommen werden, denn sie gibt noch einmal Gelegenheit, vor der Einschulung Krankheiten und Entwicklungsstörungen herauszufinden, die einer entsprechenden Behandlung und Förderung zugeführt werden müssen.
In der Vorgeschichte sollte nach rezidivierenden Infekten und Bronchitiden gefragt werden, um evtl. eine Fokalsanierung (Adenoide, Tonsillen, Nasennebenhöhlen) einzuleiten. Auch die Frage nach Enuresis, Erziehungsschwierigkeiten und anderen Verhaltensstörungen gehört zur Vorgeschichte, um gegebenenfalls Fehlentwicklungen vorzubeugen.
Zu jeder Vorsorgeuntersuchung gehört die Ermittlung von Körperlänge und Körpergewicht, die Hinweise auf Fehlernährung, chronische Erkrankungen oder verzögerte bzw. beschleunigte körperliche Entwicklung geben können.
Mit 4 Jahren ist die Motorik des Kleinkindes soweit ausgebildet, daß es auf einem Bein stehen und hüpfen kann, den Fuß beim Gehen abrollt. Durch das verbesserte Gleichgewicht und die verbesserte Haltungskontrolle kann sich das Kind jetzt geschickt bewegen und Treppen mühelos auf- und absteigen.
Bei der Auskultation des Herzens sind akzidentelle Herzgeräusche von organischen durch weitere Untersuchungen (z. B. Röntgenthorax, Ekg) abzugrenzen. Kriterien für akzidentelle Geräusche bei der Auskultation sind:
1. relativ geringe Lautstärke des Geräusches
2. kurze Geräuschdauer, da meist frühsystolisch gelegen
3. musikalischer Klangcharakter
4. Begrenzung auf einen kleinen Auskultationsbezirk mit Änderung der Intensität bei Lagewechsel.
Akzidentelle Herzgeräusche sind im Kindesalter außerordentlich häufig.

Die Auskultation der Lungen kann Auskunft geben über eventuell bestehende rezidivierende Bronchitiden.

Es folgt eine gründliche Palpation der Abdominalorgane, wobei nach Milz- und Lebervergrößerungen und besonders auch nach Bauchtumoren (z. B. Wilms-Tumoren) gefahndet werden soll.

Bei Knaben mit ein- oder doppelseitiger Hodenretention ist darauf hinzuweisen, daß zu dieser Zeit spätestens die Behandlung erforderlich wird (s. U 5).

Bei der Untersuchung des Skelettsystems soll auf Wirbelsäulenverkrümmungen, Trichterbrust und Extremitätendeformierungen geachtet werden. Die X-Beinstellung ist für dieses Alter physiologisch und bedarf keiner Therapie. Die Hüfte muß immer kontrolliert werden: Jetzt soll man das Gangbild beobachten und auch das Trendelenburg-Zeichen prüfen, wobei es zum Absinken der kranken Hüfte beim Einbeinstand kommt. Die Wirbelsäule sollte im Stehen von hinten untersucht werden. Bei Skoliosen sollte eine Röntgenaufnahme der Wirbelsäule veranlaßt werden. Nur echte Knick-Plattfüße, die unter der Belastung zusammensinken, müssen gestützt werden.

Die Prüfung des Nervensystems entspricht einer allgemeinen neurologischen Untersuchung.

Kinder mit Sprachstörungen sollen einer sprachheilpädagogischen Behandlung zugeführt werden. Bei verzögerter Sprachentwicklung muß aber auch an eine Hörstörung gedacht werden. Man prüft das Hörvermögen mit dem Kleinfeldaudiometer Phonak-Selektor. Bei Verdacht auf Hörstörungen sollte das Kind dann zu einer audiometrischen Untersuchung überwiesen werden. Die Sehprüfung mit der Bildtafel, binokular und monokular, kann meist nur hochgradige Sehbehinderungen aufdecken. Ergiebiger ist die Untersuchung mit dem Sehtestgerät R 4 und R 5 von Rodenstock, wobei objektiv binokular und jedes Auge getrennt monokular geprüft werden kann. Erst im Alter von 4 Jahren kann jedoch mit einer guten Mitarbeit des Kindes gerechnet werden.

Die psychische Entwicklung macht dem Kind jetzt eine kurzfristige Trennung von der Mutter möglich, so daß es im Kindergarten bleibt. Auch beginnt es jetzt mit anderen Kindern zu spielen und ist kooperativ.

Die Untersuchung ist wieder abzuschließen mit der Inspektion der Mundhöhle. Das Milchgebiß mit 20 Zähnen soll vollständig sein. Das Kind sollte jetzt von der Mutter regelmäßig die Zähne geputzt bekommen. Man verwendet dazu eine fluorhaltige Zahnpasta und eine Zahnbürste mit kleinem Bürstenkopf aus Nylonborsten. Auch sollte man darauf hinweisen, daß das Kind in diesem Alter einem Zahnarzt vorgestellt wird, da eine Karies im Milchgebiß viel schneller abläuft als im bleibenden Gebiß.

Im Rahmen dieser Untersuchung ist auch eine Untersuchung des Urins auf Eiweiß, Zucker und Sediment vorgesehen, um gegebenenfalls Harnwegsinfektionen zu erkennen.

Anhang: Kennziffern

01. AGS
02. Augenfehler
03. Zerebralparesen
04. Diabetes
05. Dystrophie (chronische Gedeihstörung)
06. Fehlbildungen: Hüftgelenksanomalien
07. Fehlbildungen: andere orthopädische
08. Fehlbildungen: nicht orthopädische
09. Harnwegsinfektionen
10. Harnwegsmißbildungen
11. Herzfehler
12. Hodenlageanomalien
13. Hörschäden
14. Psychische Entwicklungsstörungen
15. Rachitis
16. Schilddrüsenerkrankungen
17. Sprachstörungen
18. statische/motorische Entwicklungsstörungen
19. Stoffwechselstörung — ausgenommen Diabetes

Anhang: Impfplan

(erarbeitet am 7. 5. 1973 durch den Ausschuß für Impffragen der Deutschen Gesellschaft für Sozialpädiatrie anläßlich der Symposien über Masern- und Tuberkuloseschutzimpfung in Gemeinschaft mit dem Internationalen Grünen Kreuz)

Zeitpunkt	Art der Impfung	Anmerkungen
Neugeborene	Tuberkulose-schutzimpfung	Unterbleibt aus irgendwelchen Gründen diese Impfung, ist wenigstens 1mal jährlich Tuberkulinprüfung geboten.
3. Monat 4. Monat	Je 1mal Diphtherie, Keuchhusten, Tetanus	1. Bei Nebenwirkungen nach der 1. Impfung (schrilles Schreien, Kollaps, Krämpfe, Temperatur über 38,5° C) sollte die 2. und 3. Schutzimpfung nur Diphtherie und Tetanus enthalten.
5. Monat	Bei der 1. und 3. Impfung je 1mal Poliomyelitis-schluckimpfung	2. Pertussisimpfung nur in den 2 ersten Lebensjahren. 3. Kombination der DPT-Impfung mit Masernspaltvakzine als Vierfachimpfung möglich.
12 Monate	Masernlebend-impfung	Nach Vierfachimpfstoff: 1 Jahr Abstand von der 3. Injektion
2. Jahr	Auffrischimpfung DPT 3. Schluckimpfung Poliomyelitis	Bei *verspäteter* Dreifachimpfung: 1 Jahr nach der 3. Injektion (Pertussisimpfung *nicht* jenseits 2 Jahre)
2.—3. Jahr	Pockenschutz-Erstimpfung	Auch sonst möglich unter sorgfältiger Abwägung von Indikation und Gegenindikation
6. Jahr	Auffrischimpfung gegen Diphtherie und Tetanus (Zweifachimpfstoff)	
10. Jahr	Schluckimpfung gegen Poliomyelitis	
12. Jahr	Pockenschutz-Wiederimpfung	
11.—15. Jahr	Rötelschutzimpfung	für Mädchen (vor Eintritt der Geschlechtsreife)
14 Jahre	1. Tuberkulose-Schutzimpfung für Tuberkulin-Negative 2. Auffrischimpfung Tetanus 3. Schluckimpfung gegen Poliomyelitis	Weitere Tetanusauffrischimpfung in 10jährigem Abstand oder vorzeitig anläßlich Verletzungen

Literatur

Beckmann, G.: Die Hörprüfung beim Kind. Dtsch. Ärztebl. 68 (1971) 3071—3074.

Flehming, I.: Statisch-motorische Entwicklung des Säuglings und Kleinkindes. In: Handb. d. Kinderheilk. Bd. I/1. Springer, Berlin 1971.

Joppich, J.: Frühtherapie des pathologischen Hodenhochstandes. Kinderarzt, Heft 3 (1972).

Joppich, G. und *F. J. Schulte:* Neurologie des Neugeborenen. Springer-Verlag, Berlin–Heidelberg–New York 1968.

Köttgen, U.: Vorsorgeuntersuchungen bei Säuglingen und Kleinkindern. Niedersächs. Ärztebl. 1 (1972).

Prechtl, H. F. R., Beintema, D. J.: Die neurologische Untersuchung des reifen Neugeborenen. Thieme, Stuttgart 1968.

Schmid-Rüter, E.: Früherkennung und Diagnose der Phenylketonurie. Dtsch. Ärztebl. 68 (1971) 2377—2384.

Schulte, F. J.: Das motorische Verhalten von Früh- und Neugeborenen. In: Handb. d. Kinderheilk. Bd. I/1, Springer, Berlin 1971.

Schulte, F. J.: Referat vor der Deutschen Gesellschaft für Perinatale Medizin, Berlin 1973.

Dr. med. H. Schuster, Fachärztin für Kinderheilkunde – Jugendärztin – Gießen, Ludwigstraße 44

MIX
Papier aus verantwortungsvollen Quellen
Paper from responsible sources
FSC® C105338

If you have any concerns about our products,
you can contact us on
ProductSafety@springernature.com

In case Publisher is established outside the EU,
the EU authorized representative is:
**Springer Nature Customer Service Center GmbH
Europaplatz 3, 69115 Heidelberg, Germany**

Printed by Libri Plureos GmbH
in Hamburg, Germany